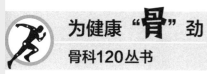

为健康"骨"劲

骨科120丛书

总顾问 刘昌胜 张英泽 戴尅戎

总主编 苏佳灿

骨科感染、 神经卡压疾病 120问

主编 ◎ 陆骅 左斌 周强

U0257648

上海大学出版社

图书在版编目(CIP)数据

骨科感染、神经卡压疾病 120 问 / 陆骅, 左斌, 周强主编. --上海：上海大学出版社, 2024. 7. --（为健康"骨"劲 / 苏佳灿总主编）. -- ISBN 978 - 7 - 5671 - 5040 - 9

Ⅰ. R681；R277. 75

中国国家版本馆 CIP 数据核字第 2024Q0X961 号

责任编辑　陈　露
封面设计　缪炎栩
技术编辑　金　鑫　钱宇坤

为健康"骨"劲

骨科感染、神经卡压疾病 120 问

陆　骅　左　斌　周　强　主编

上海大学出版社出版发行

（上海市上大路 99 号　邮政编码 200444）

（https://www. shupress. cn　发行热线 021 - 66135112）

出版人　戴骏豪

*

南京展望文化发展有限公司排版

上海颛辉印刷厂有限公司印刷　　各地新华书店经销

开本 890mm×1240mm　1/32　印张 3　字数 57 千

2024 年 8 月第 1 版　2024 年 8 月第 1 次印刷

ISBN 978 - 7 - 5671 - 5040 - 9/R · 60　定价　58. 00 元

本书编委会

主　编　陆　骅　左　斌　周　强

副主编　刘昌海　倪斌斌　王　伟

编　委　(按姓氏笔画排序)

王　伟(上海交通大学医学院附属新华医院)

左　斌(上海交通大学医学院附属新华医院)

刘昌海(上海交通大学医学院附属新华医院崇明分院)

陆　骅(上海交通大学医学院附属新华医院)

周　强(上海交通大学医学院附属新华医院崇明分院)

倪斌斌(上海交通大学医学院附属新华医院)

序　言

　　"岁寒,然后知松柏之后凋也。"意为一个人的节操与品行,只有在困境中才能显现。而我等从医者,正是立志守护人身之"松柏"——强健的骨骼。

　　骨为身之干,支撑起生命的屹立不倒。然世间疾病千奇百怪,骨疾尤为凶险。有如暗夜突袭的骨折创伤,似无声蚕食的骨质疏松,或如幽灵般游走的骨肿瘤……无不考验着骨科医者的智慧与经验。

　　本丛书以"强骨"为宗旨,撷取骨科领域精华,解答患者关切。自创伤骨科到关节外科,从脊柱到四肢,举凡骨科疑难疑点,图文并茂,一一道来。寓医理于浅言,蕴经验于问答。言简意赅却包罗万象,通俗晓畅而雅俗共赏。

　　本丛书共21个分册,涵盖骨科所有常见疾病,是目前国内最系统、最全面的骨科疾病科普系列丛书。从骨折、骨不连等常见创伤,到骨性关节炎、骨质疏松等慢性病,从关节镜微创技术到修复重建难题,从骨科护理常识到康复指导,可谓全方位、多角度、立体化地解答骨科常见疾病诊疗问题。120问的内容设计,聚焦读者最迫切的疑惑，直击骨科就诊最本质的需求，力求读者短时间内获取最实用的知识。这是一系列服务骨科医患共同的工具书，更是一座沟通医患的桥梁。

"岁月不居，时节如流。"随着人口老龄化加剧，骨科疾病频发。提高全民骨健康意识，普及骨科养生保健知识，已刻不容缓。我们坚信，树立正确观念，传播科学知识，能唤起公众对骨骼健康的关注，进而主动规避骨病风险。这正是本丛书的价值所在，亦是编写初衷。

让我们携手共筑健康之骨，守望生命之本，用"仁心仁术"抒写"岁寒不凋"的医者丰碑，用执着坚守诠释"松柏常青"的"仁爱仁医"。

"博观而约取，厚积而薄发"，愿本丛书成为广大读者的良师益友，为患者带去希望，为医者增添助力。让我们共同守护人体这座最宏伟的"建筑"，让健康的骨骼撑起每一个生命的风帆，乘风破浪，奋勇前行！

总主编　苏佳灿

2024 年 7 月

前 言

　　骨科感染性疾病和卡压性周围神经损伤的发病率不高,但在临床工作中并不少见。由于解剖和组织学的特殊性,这些疾病和神经损伤的诊断治疗并不同于临床其他学科。作为新华骨科科普系列丛书之一,《骨科感染、神经卡压疾病120问》旨在为广大读者就骨科感染和神经卡压疾病的常见疑问进行较为全面深入的解答。

　　作为读者,您可能是医疗从业者,希望大致了解骨科相关感染和神经卡压疾病的病理和治疗要点;您也可能是深受病痛折磨的患者或家属,希望了解更多关于疾病的知识以配合诊治。为此,我们编写本书,希望您能从中获取有用的信息。

　　本书以问答的形式呈现,就与骨科相关的感染、伤口愈合和神经卡压疾病的各类疑问,提供了通俗易懂的解答。这些问题多为临床工作中患者和家属时常提及的,而解答则是作者依据扎实的专业知识和多年临床经验综合而成。希望这些解答能够帮助您更好地理解诊疗过程,积极与医护人员配合,以实现最佳的康复效果。

感谢所有为本书贡献专业知识和经验的医学专家，也要感谢您的信任和关注。愿这本书能够对您了解骨科疾患起到有益的帮助。

编　者

2024 年 6 月

目 录

第二篇 伤口愈合及感染

第三篇　周围神经卡压性损伤

第一篇
骨与关节感染

1 什么是骨髓炎?

骨髓炎是由细菌引起的骨膜、骨质和骨髓的炎症,如得不到及时、正确的治疗,将严重影响健康和劳动能力,甚至危及生命。本病按其临床表现,可分为急性和慢性骨髓炎两类。骨髓炎急性期常有骨质破坏,病程发展为慢性时,则出现骨质硬化。骨髓炎感染途径有三:

(1)血源性感染:细菌从体内其他感染灶,如疖痈、脓肿、扁桃体炎、中耳炎等经血行到达骨组织,在身体抵抗力差或细菌具有高度感染力的情况下发生骨髓炎,此即血源性骨髓炎。

(2)创伤性感染:细菌从伤口侵入骨组织,如开放性骨折感染后发生的骨髓炎。

(3)蔓延性感染:从邻近软组织直接蔓延而来,如指端感染所引起的指骨骨髓炎。

这三种感染以血源性感染为多见,且最为严重。

2 什么是急性骨髓炎和慢性骨髓炎?

　　急性骨髓炎最常见于3～15岁的儿童和少年,即骨生长最活跃的时期,男性多于女性,成人也可发病。部位多见于胫骨和股骨,其次为肱骨、桡骨及髂骨。病因多源于其他部位感染所引起的菌血症或败血症,细菌滞留于松质骨较为丰富而血流缓慢部位而发病,如长骨的干骺端。最常见的致病菌是金黄色葡萄球菌,其次为溶血性链球菌,偶有大肠杆菌、绿脓杆菌和肺炎双球菌。

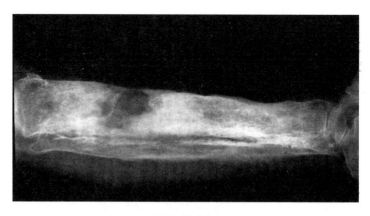

慢性骨髓炎

　　大多数慢性骨髓炎是因急性骨髓炎治疗不当、不彻底,又或是患者身体状况较差、免疫力低下所致病情迁延发展的结果。少数骨髓炎的致病菌毒力较低,或患者抵抗力较强,可能起病伊始即为亚急性或慢性,并无明显急性期症状。

3 急性、慢性骨髓炎有哪些症状?

　　急性骨髓炎全身症状较重,无力、畏寒发热甚至高热。局部剧烈疼痛和搏动性疼痛,肌肉可出现保护性痉挛,因惧怕移动患肢,患者常将肢体置于保护性姿势,以减轻疼痛。患部皮温增高,有深压痛,早期可无明显肿胀。数日后,局部皮肤水肿、发红,为已形成骨膜下脓肿的表现。脓肿穿破骨膜进入软组织后,压力减轻,疼痛缓解,但软组织受累的症状明显,局部红、肿、热,有压痛,并可出现波动。脓液进入骨干髓腔后,整个肢体节段出现剧痛、肿胀。

　　慢性骨髓炎主要以感染的局部症状为主,全身症状较轻,低热或无发热,急性发作时可有高热。局部反复红、肿、疼痛,皮肤破溃流脓、窦道形成,有时可有小块死骨片自窦道排出。窦道周围皮肤常有色素沉着,窦道口有肉芽组织增生。炎症静止期可无全身症状。

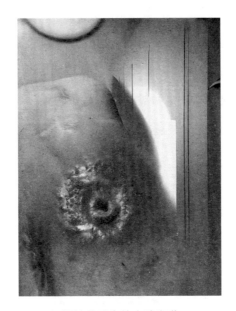

慢性骨髓炎的皮肤窦道

4 急性骨髓炎会变成慢性吗?

以现在的医疗技术条件,及时、规范治疗,急性骨髓炎转为慢性的可能性较小。当感染细菌为低毒性或急性期临床表现较轻,未引起患者或医生足够重视时,急性骨髓炎可迁延转为慢性;又或患者本身体质较弱、免疫力低下,虽经有效治疗,但细菌清除不净而残留,导致疾病转为慢性。

骨髓炎是细菌引起的吗?

绝大部分骨髓炎由细菌引起,偶见真菌性骨髓炎。细菌中金黄色葡萄球菌是主要的病原体,革兰氏阴性杆菌也占较大比例。由骶尾部压疮引起者多为葡萄球菌、大肠杆菌、绿脓杆菌及奇异变形杆菌等多种细菌引起的混合感染;在人工关节置换或其他异物存留引起的慢性骨髓炎者,其致病菌多为凝固酶阴性葡萄球菌;近年来真菌引起骨髓炎也屡有报道。另外,骨结核其实就是结核杆菌引起的骨髓炎。

 甲沟炎会引起脚趾(手指)骨髓炎吗?

治疗不及时的甲沟炎的确会引起趾骨骨髓炎。通常骨髓炎的感染途径有三:① 血源性感染;② 开放性伤口导致的直接感染;③ 蔓延性感染。蔓延性感染指的是细菌从邻近软组织直接蔓延至骨组织造成感染,如指端感染所引起的指骨骨髓炎。所以,甲沟炎如果早期没有得到很好的治疗细菌会侵袭趾骨,发展成足趾骨髓炎。

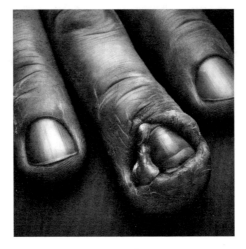

甲沟炎

 脚上伤口老是长不好会造成骨髓炎吗?

伤口长时间不愈合会造成邻近骨的骨髓炎,细菌可从两种途径侵袭骨组织:

(1)蔓延性感染:如果伤口底部存在软组织,细菌可从软组织直接蔓延而来,如指端感染所引起的指骨骨髓炎。

(2)细菌直接污染:如果伤口中的骨组织直接暴露于空气中,外界的细菌可直接污染骨组织。所以足部伤口长期迁延不愈可能造成细菌向深部骨组织侵袭,破坏骨组织,演变成骨髓炎。

8 皮肤慢性溃疡表明有骨髓炎吗?

皮肤慢性溃疡不一定存在骨髓炎,但可能性很大。由于伤口迁延不愈,细菌可通过蔓延或直接的途径感染骨组织。要明确是否存在骨髓炎,常需要通过摄片了解,看炎症是否波及骨质,也就是骨质是否有破坏,是否有骨膜反应,是否有骨硬化、死骨等。皮肤慢性溃疡应与慢性骨髓炎引起的皮肤窦道做鉴别。

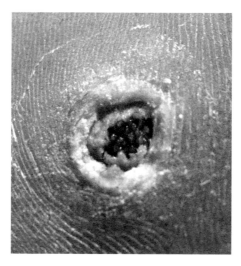

皮肤慢性溃疡

"老烂脚"是脚的骨头发炎了吗?

    "老烂脚"可能由多种原因引起,包括足癣、糖尿病足、压疮和湿疹。主要表现为局部皮肤发红、蜕皮破溃、溃疡、渗液、瘙痒难耐,并有难闻的臭味。应及时就医,明确诊断,针对病因进行治疗。如果病程长,长期迁延不愈,会造成细菌向深部骨组织侵袭,破坏骨组织,演变成骨髓炎。同样,也需与慢性骨髓炎的皮肤窦道做鉴别。

10 骨头痛是骨髓炎吗?

    常见导致骨痛的原因很多,骨髓炎是其中的一种原因,其他还包括伤害性刺激、炎症性疾病、癌症骨转移、原发骨肿瘤、骨质疏松等骨质异常以及精神、心理等原因。骨髓炎引起的骨痛较为剧烈,常伴有体温升高,局部软组织红、肿、热等情况。所以骨髓炎,特别是急性骨髓炎会引起骨头痛,但骨头痛并不都是骨髓炎引起。

11 治疗骨髓炎，什么时候需要做细菌培养？

要获得真实的细菌培养结果，最好是在抗生素使用之前获取血液、脓液或伤口渗液。一旦使用抗生素后再做细菌培养，假阴性的概率可能增加。

急性骨髓炎时，早期血液细菌培养的阳性率为 $50\%\sim75\%$，通常在感染后 24 小时即可获得血液阳性培养结果。局部骨穿刺抽出脓液，涂片找到细菌也可确诊。血液及脓液细菌培养均应及早进行，同时均应作细菌药物敏感试验（以下简称药敏试验），以

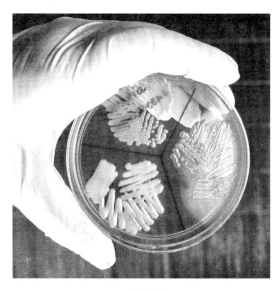

细菌培养

便选择有效的抗生素进行治疗。

慢性骨髓炎时，应尽早在伤口或者窦道附近多次取标本，做细菌培养，包括厌氧菌的培养，根据细菌药敏试验结果，选择有效的抗生素进行治疗。

12 细菌培养阴性是不是说明没有细菌了？

细菌培养是一种利用人工方法使细菌生长繁殖的技术，主要是将细菌接种于培养基上，使其生长繁殖。在临床上常用于检测是否存在细菌感染以及明确细菌的类型。检测后没有细菌生长，会显示阴性，通常会用"－"表示。反之就会显示阳性，会用"＋"表示。

但临床上有时会出现假阴性的情况，即感染部位实际上存在细菌，但细菌培养结果是阴性。这种情况多见于进行细菌培养时患者已经用了一段时间抗生素治疗，细菌的增殖能力得到抑制，细菌培养结果会显示阴性。临床上，细菌培养结果仅供参考，医生需结合患者的症状、肢体局部体征、各类辅助检查等多方考量后再明确诊断和治疗，必要时可行多次细菌培养。

13 什么是革兰氏阴性菌和阳性菌?

可以将细菌分为革兰氏阳性菌和革兰氏阴性菌,二者区别如下:

(1) 染色结果不同:细菌先经碱性染料结晶染色,再经碘液染色之后用酒精脱色,在一定条件下有的细菌不脱色,为革兰氏阳性菌,有的可以被脱去颜色,为革兰氏阴性菌。为了方便观察,会再用一种红色的染料比如碱性的矾红进行复染,阳性菌仍带紫色,阴性菌则被染成红色。

(2) 结构不同:革兰氏阳性菌的细胞壁肽聚糖比较厚,有磷壁酸但没有外膜。革兰氏阴性菌的细胞壁肽聚糖薄,没有磷壁酸而有外膜。

(3) 对抗生素的敏感度不同:革兰氏阳性菌对青霉素类抗生素比较敏感,而革兰氏阴性菌对青霉素类抗生素不敏感,对碳青霉烯类、四环素类等其他抗生素比较敏感。

常见的革兰氏阳性菌有葡萄球菌、链球菌、肺炎双球菌等;常见的革兰氏阴性菌有痢疾杆菌、伤寒杆菌、大肠杆菌、变形杆菌等。

14 细菌对抗生素不敏感是怎么回事，细菌耐药怎么办？

患者细菌感染对抗生素治疗不敏感,可能涉及以下几种情况:

(1)选用抗生素治疗时没有行细菌培养,而是依据治疗经验给药,这时有可能感染的细菌对这种抗生素不敏感,治疗没有效果。例如,感染的是革兰氏阴性菌,选用的却是抗革兰氏阳性菌的抗生素。

(2)细菌变异,耐药性增加。出现此种情况后,患者需要重新评估病情,重新进行细菌培养,选择敏感抗生素进行治疗。

(3)感染的是耐抗生素的细菌,应根据药敏试验结果选取针对性抗生素。

出现细菌耐药情况,通常需更换抗生素或几种抗生素联用。这种情况下,细菌培养和药敏试验可起到重要作用。根据细菌种类,推测耐抗生素机制,选取多种杀菌机制的抗生素进行药敏试验,从中选取抑菌能力最强的抗生素。

15 小腿肿、发烫，是不是骨髓炎了？

如果发病起始就出现小腿肿胀、发烫,通常是小腿软组织感染,骨髓炎的可能性较小。对于软组织感染,早期进行抗感染治疗一般均能控制住感染。但是如果早期没有进行积极的治疗,软组织感染持续存在,则有可能发生蔓延性感染,即感染蔓延到骨性结构,形成骨髓炎。

急性骨髓炎小腿出现肿胀、发烫往往说明病情已有一定时日。有时是正常的病理进程,也有可能是抗感染治疗效果不佳,感染已扩散至骨膜,甚至穿破骨膜进入软组织,应由专科医生做出判断。

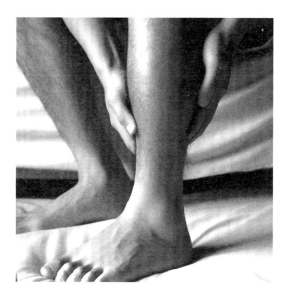

小腿感到肿胀、发烫

16 脚跟部老是流脓会不会是骨头发炎了？

通常脚跟部长时间流脓说明局部感染已经有一段时间了。脚跟部软组织菲薄，皮下就是骨性结构，俗称"皮包骨"，这种部位往往血运差、抵抗力差，软组织感染破溃后如果不及时治疗，感染很容易蔓延到骨性结构，形成骨髓炎。

有时先出现脚跟疼痛，但未引起重视或治疗不当，随着病情加重，皮肤破溃并有脓液流出，这往往是已经患上跟骨骨髓炎。

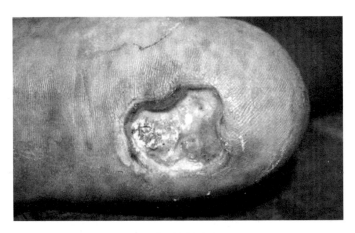

跟骨慢性骨髓炎

松质骨部位的感染比皮质骨部位的更难治，是这样的吗？

对于急性感染，无论是松质骨还是皮质骨部位，治疗难度相差不多，不能一概而论地说哪种更好治。细菌血源性传播是急性骨髓炎细菌的最常见来源，多发生于儿童和青少年。病灶起始于长骨干骺端，细菌在此繁殖，形成脓肿。脓液逐步增多后，脓肿压力升高，脓液向低阻力方向扩散。因儿童干骺端的骺板是天然的屏障，脓液向关节腔播散的可能性不大，而是多向骨髓腔播散，感染皮质骨及髓腔内组织。

对于慢性骨髓炎，感染可因松质骨内结构的互通性而扩散至整个骨组织，如跟骨。此类清创手术由于肉眼无法判定感染边界，如果过度去除松质骨则会导致骨强度破坏，如果去除不足又容易使感染得不到有效控制，导致疗程延长，因而这种松质骨感染对医生来说治疗难度提升不少。

因此，无论是松质骨还是皮质骨部位的感染都要尽早有效治疗，如果延误诊治，易转变成慢性骨髓炎，导致治疗难度增加。

18 "骨痨"是骨髓炎吗？ 需长时间治疗吗？

"骨痨"是结核杆菌感染引起的慢性骨髓炎，与常见细菌引起的骨髓炎不同，其起病多缓慢、隐匿，全身症状多表现为倦怠、食欲减退、午后低热、盗汗和体重减轻等，局部症状多表现为骨与关节肿痛，X线片可发现骨质被吸收破坏。由于局部很少有皮肤充血发红、皮温升高，其形成的脓肿称为冷脓肿。

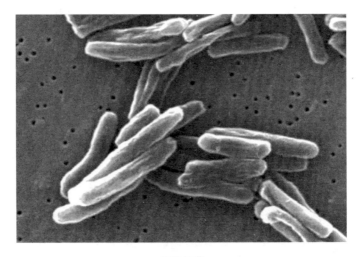

结核杆菌

由于患者全身营养状况差，结核杆菌代谢、增殖缓慢，骨结核病通常需要长时间治疗。一般而言，骨结核病治疗时间通常是12～18个月，但存在个体差异性，需要根据患者的具体情况进行判断。如果患者的病情较轻,通常在治疗 12 个月左右基本可以好转,恢复正常功能;若患者病情严重,则需要更长的时间来治疗,一般在 18 个月左右。在恢复期间,建议患者可进行适量的康复运动,以促进身体恢复。

19 我没有肺结核病,怎么也会得骨结核?

骨结核大多是由肺结核、肠结核继发而来,只是原发病灶隐匿而没有被发现,结核杆菌在其他如肺、肠等器官、组织直接通过血运感染骨组织。一旦发现有骨结核,应对全身脏器仔细检查,以免遗漏。但也有少部分骨结核患者的确没有其他部位的结核病史。

20 骨髓炎为什么会非常痛?

骨髓炎产生疼痛的原因是由于骨髓内剧烈的炎症反应。骨组织是一种封闭坚硬结构,感染后局部充血、组织水肿、脓液形成等可引起髓腔内高压,再加上炎性物质对神经末梢的刺激,因此疼痛非常剧烈。

而当骨皮质破溃后脓液外流，髓腔内压力减小，疼痛感可明显减轻。此时医生需做出判断是疾病扩散加重还是治疗见效。

21 骨髓炎有的发高烧，有的是低热或不发热，为什么？

骨髓炎是低烧还是高烧，与骨髓炎的阶段、骨髓炎的分类，以及人体对感染的反应程度有关。低毒性细菌所致轻度骨髓炎或者慢性骨髓炎引起的是低热，持续时间较长，并且会出现连续性的低烧。如果是急性骨髓炎或者骨髓炎较重，则患者会出现高热的情况，这是因为炎症情况较重，从而引起高热。

22 小孩子前段时间喉咙痛，现在髋关节很痛，是不是细菌跑到关节里了？

这种情况下的髋关节疼痛通常是由免疫反应引起的。当患儿发生上呼吸道感染时，病原微生物侵犯咽部黏膜，引起黏膜充血、水肿等炎症反应。这种炎症反应有助于机体清除病原微生物,但也可引发患儿的全身免疫反应,造成关节滑膜的炎症,多见于四肢大关节,表现为关节疼痛、活动障碍,一般经牵引和消炎镇痛药物治疗后可痊愈。

23 医生说我是关节炎,为什么不用抗生素?

说到"炎症""发炎",想当然会跟细菌感染联系起来。其实,医学上所说的炎症是一种免疫反应,除了细菌感染所造成的炎症,还有无菌性炎症。

大部分中老年人的所谓"关节炎"是由关节的磨损、退变、增生引起的,并不是细菌感染引起的。因此,一般只需服用消炎镇痛药就可,盲目使用抗生素不但没有效果,长期用药还会引起细菌耐药、真菌感染等问题。

24 滑膜炎是细菌引起的吗?

滑膜炎是指关节滑膜组织的炎症,表现为关节肿胀、疼痛、积液等。大多数滑膜炎为非感染性炎症,极少数由细菌或真菌引起的滑膜炎，其临床表现要重于非感染性炎症。这两种滑膜炎应由有经验的临床医生通过体格检查和辅助检查加以鉴别。

25 关节肿痛是不是细菌感染？

不一定。很多原因可引起关节肿痛，细菌感染只是其中一个原因。

临床上造成关节肿痛的原因有：① 关节急、慢性损伤；② 关节退行性改变；③ 免疫或代谢性关节炎，如风湿和类风湿性关节炎、痛风性关节炎等；④ 细菌、真菌感染。

26 长"骨刺"和细菌有关吗？

"骨刺"是一种通俗的叫法，专业名称叫作骨质增生或骨赘，常见于颈椎、腰椎、膝关节、髋关节和踝关节等部位。其形成与细菌无关，与软骨磨损变薄、关节松弛、韧带和关节囊附着部损伤有关。

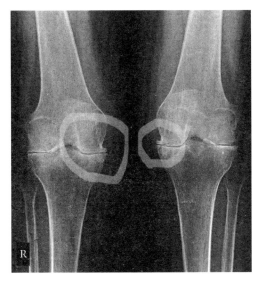

膝关节骨质增生

27 关节积液是不是细菌感染?

　　正常关节内含有一定的关节液,起润滑、营养软骨的作用,由滑膜组织分泌并吸收。滑膜炎症时滑膜细胞分泌大量炎性液体,打破正常的分泌、吸收、平衡,造成关节积液。滑膜炎可分为感染性和非感染性两种,前者由细菌或真菌引起,后者由关节退变和损伤、滑膜本身病变、尿酸盐沉积或过度免疫反应引起。因此,关节积液并不一定是细菌感染引起的。

28 关节炎积液和脓液有区别吗?

化脓性关节炎临床多有红肿热痛、体温升高的表现,其关节液通常呈黄白色或暗红色,浑浊黏稠,含有大量的细菌、坏死细胞和炎性物质。骨关节炎多表现为关节肿痛,皮温正常或略高,皮肤无充血发红,体温正常,其关节液通常为淡黄色、清亮或稍浑浊液体,略黏稠,不含细菌。有经验的医生通常可凭肉眼就能判断是否为感染性关节液,细菌培养也有助于诊断。

29 关节红肿热痛一定是关节感染吗?

关节感染通常为单一关节发病,病程较急。在早期,疼痛比较剧烈,可同时或稍晚出现发热。关节红肿、皮温升高、活动受限等相对出现较晚。因此,关节痛并有发热要警惕是否发生关节感染,需及时就医。

非关节感染发热并出现关节疼痛多见于儿童,成人比较少见。疼痛程度一般比关节感染要轻,活动通常也不受太大影响。例如呼吸道感染,发热与呼吸道症状可同时或先后出现,发热持续不退,数天后出现一处或几处膝、髋等大关节疼痛,通常这种关节疼痛不是关节感染。

自身免疫性疾病如类风湿性关节炎、红斑狼疮等,也可表现为关节疼痛及发热。但常常为低热,可同时有数个受累关节出现疼痛。其病程相对关节感染较为缓慢。患者需及时就医,以免延误诊治。

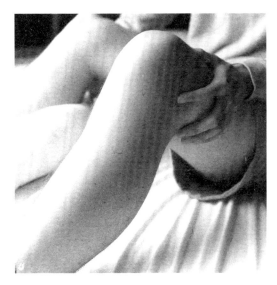

关节红肿热痛

30 关节红肿热痛,如何判定是痛风还是感染?

关节感染和痛风急性发作都可出现关节的红、肿、热、痛。痛风急性发作患者往往有痛风病史或高尿酸史,其发热不如关节感染患者严重,消炎镇痛药可控制病情。

但对于既往没有尿酸增高、痛风病史的痛风急性发作,从临床表现上很难与关节感染做出鉴别。两者也均可有白细胞计数、血沉和C反应蛋白等指标异常。血尿酸升高、关节液可见尿酸盐结晶、关节液细菌培养阴性等指标有助于痛风急性发作的诊断。在急诊检验结果未出前,医生可先凭经验给予诊断性药物治疗。

31 细菌会"吃掉"骨头吗?

任何病菌都会对骨组织造成破坏。细菌感染骨组织后局部

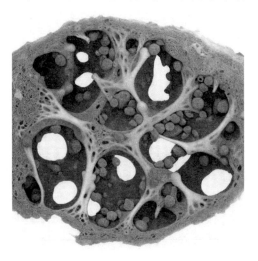

骨组织侵蚀破坏

微环境改变,造成骨矿物质溶解、骨细胞坏死。与此同时,细菌引发人体炎症反应,局部白细胞、巨噬细胞等炎性细胞聚集,在杀死细菌的同时,炎症介质激活破骨细胞活性,吸收骨质,从而对骨组织造成破坏。另外,细菌本身也会分泌一些物质激活破骨细胞活性。因此,发生细菌感染后应及早治疗,以免骨组织破坏。

32 如何鉴别类风湿性关节炎和关节感染?

类风湿性关节炎属于自身免疫性疾病,起病缓慢,逐步加重。常累及多个关节,呈对称性,膝关节及手部小关节较为多见。症状以疼痛、关节僵硬为主,晨僵时间长是其特征性表现。实验室检查中的各项炎性指标,如血沉、C反应蛋白升高,抗类风湿因子抗体、抗CCP抗体、抗角蛋白抗体阳性。

关节感染通常起病较急,进展快,好发于单一、富含滑膜组织的关节,如膝关节。症状以发热、关节红肿热痛为主,活动关节可引发剧烈疼痛。血液检查以感染指标升高为主,如白细胞计数、中性粒细胞比例等,血沉和C反应蛋白等指标也同时升高。

33 骨髓炎用什么抗生素好？

　　骨髓炎用哪种抗生素取决于感染的细菌对哪类抗生素敏感，这取决于细菌培养和药敏试验的报告结果。在治疗早期，由于无法取得培养物，医生往往凭经验采用针对常见细菌的抗生素，治疗效果明显，就继续，否则换药。待骨髓炎清创减压手术时取得的标本培养药敏结果出来后再调整使用抗生素。要提醒的是，不管抗生素对引起感染的细菌是否敏感，细菌都会停止增殖，培养的结果往往是"没有细菌"，因而也无法得到药敏结果。有经验的医生可根据脓液的性状来判断是哪类细菌，从而调整抗生素。另外一种情况是骨髓炎拖延时间较长，皮肤有破溃伤口或窦道，如果取皮肤伤口的脓液做培养，得到的结果是外界污染的细菌，而非真正的引起骨髓炎的细菌，据此结果选用抗生素可出现偏差。建议多次、多点感染部位取样，可减少出现这种情况的概率。因此，在骨髓炎的抗生素治疗过程中，医生的经验非常重要。

34 什么是关节感染?

关节感染是由细菌或真菌侵入关节内滑膜等软组织引起的感染性疾病,继发性造成关节软骨、韧带等炎性反应和损伤。

感染的关节出现剧烈疼痛、软组织肿胀、皮肤充血、皮温升高等表现,也就是通常所说的红、肿、热、痛。与此同时,全身症状也比较严重,如出现发热、乏力、食欲不振、精神萎靡等,严重时可能会出现体重下降、贫血等症状。实验室检查往往有白细胞计数、中性粒细胞比率、C反应蛋白升高,血沉增快等异常结果。

35 关节内脓液一定要引流掉吗?

感染形成的脓液成分非常复杂,包含有病原体、坏死细胞、组织碎片、坏死分解产物、炎性细胞、细胞因子、炎症介质等。这些物质会对残存的正常组织,如滑膜、关节囊、韧带、关节软骨等造成进一步的损害、破坏,甚至坏死,最终关节功能将不可逆地遭到伤害。另外,一旦这些物质进入血液,就会引发败血症、脓毒血症,进而引起全身组织脏器感染、炎症反应,最终导致器官衰竭甚至死亡。因此,关节感染后应尽快切开减压、引流,以避免进一步损害关节和发生全身并发症。

36 骨髓炎单用药不手术行吗?

对于发病一、两天内的早期骨髓炎,如果对抗生素敏感,各种临床表现和各项实验室检查指标明显好转的,可继续用药观察。反之,则需要手术,包括切开减压、刮除病灶、冲洗引流治疗,不但有利于缓解局部症状,明确病原体后有利于后续抗生素的调整、使用,也避免了感染扩散全身的风险。

37 细菌培养是怎么回事?

细菌培养的目的是要明确感染细菌的种类、特性,以利于后续的药敏试验,挑选出能有效杀灭这种细菌的抗生素。在病房或手术室内用无菌棉签擦拭伤口或病灶,或蘸取少量脓液,立刻放入无菌密闭试管内,送至细菌培养室。在无菌操作台上,工作人员将棉签拿出,在培养皿的培养基表面轻划几下。然后将闭合的培养皿放入培养箱中，在有氧或无氧的环境中培养。一般 3 天左右即可明确是否有细菌生长。如果有细菌生长，需再等待数天，待细菌数量足够时进行细菌的各项检测，明确细菌种类和特性。

38 什么叫抗生素的药敏试验？

药敏试验就是检测某种细菌对不同抗生素的敏感性，帮助临床医生选择合适的药物来治疗感染。将细菌分别接种到浓度不等的某种抗生素培养基中，观察细菌的增殖情况。通常可以发现某个浓度以下的培养基有明显的细菌生长，而高于这个浓度的则

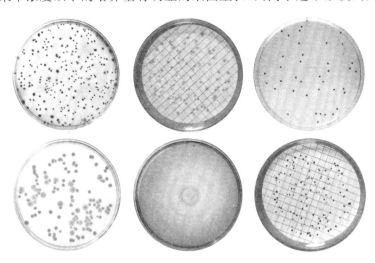

药敏试验示意图

无细菌生长,此时这个临界浓度就是这种抗生素针对这种细菌的最小抑菌浓度(MIC)。检测多种抗生素的最小抑菌浓度,通过比较就可以知道这种细菌对哪种抗生素敏感,对哪种抗生素耐药。

39 关节内冲洗是怎么回事?

关节感染后产生脓液,如不及时清理干净,可引起关节甚至全身脏器的损害。而脓液是非常黏稠的,单纯抽取必定会有很多脓液粘附于滑膜、关节软骨、韧带、关节囊表面。因此,临床上常采用冲洗的方法将脓液排出体外。将无菌液体,通常是生理盐水或某些能抑制细菌的液体,不断地输入关节腔内,液体冲刷组织表面并稀释脓液,再利用负压将关节内液体吸出,以达到清理关节腔的作用。关节内冲洗是一种有效的治疗关节感染的方法,常配合全身抗生素一起使用,可提高疗效、缩短病程。

40 血沉高和 C 反应蛋白高说明是细菌感染吗?

血沉高不一定是细菌感染,各种可引起炎症反应的病理情况均可出现血沉升高,这是一种非特异性指标。各种胶原性自身免疫性疾病,如类风湿性关节炎、系统性红斑狼疮、大动脉炎等;组织坏死及损伤,如心肌梗死、恶性肿瘤等;其他如贫血、动脉粥样硬化、糖尿病、肾病综合征、黏液水肿、高胆固醇等也会出现一定的血沉升高。因此,单纯通过血沉这一指标是无法明确具体病因的,通常还需进一步的检查,如血常规、肝肾功能、影像学检查等。

除了上述病理情况,某些生理情况或阶段也可出现轻度的血沉升高,如婴幼儿时期、月经期以及分娩后的 3 周内。另外,有部分儿童和老年人由于体质原因,也会出现血沉高,为正常现象,但要注意定期体检。

C 反应蛋白(CRP)是一些在机体感染或组织损伤时血浆中急剧上升的蛋白质(急性蛋白)。这些蛋白质可激活补体,促进吞噬细胞的吞噬作用,以此清除病原微生物及因损伤而坏死或凋亡的组织细胞。

类似于血沉,CRP 也是一种非特异性指标。CRP 升高可见于组织损伤、感染、肿瘤、心肌梗死;急、慢性炎症性疾病,如风湿性关节炎、全身性血管炎、系统性红斑狼疮等。

另外,CRP 在临床上也被用于疾病的鉴别诊断。例如,可用于细菌性感染和病毒性感染的鉴别诊断。大多数细菌性感染会引起患者血清 CRP 升高,而病毒性感染则多数不升高。

在疾病的早期筛选诊断上,CRP 也有一定的作用。手术后患者 CRP 通常会有 1 周左右的升高，如果 CRP 持续不降低或再次升高，提示可能出现感染或血栓栓塞。

 41 细菌感染后白细胞一定升高吗？

大部分细菌感染会引起白细胞计数升高，这是人体正常的免疫系统反应。但也有少部分细菌感染可引起白细胞数量减少，如伤寒杆菌感染及结核分枝杆菌引起的粟粒性肺结核，表现为白细胞总数和中性粒细胞比率同时下降。

关节细菌感染通常会出现白细胞计数和中性粒细胞比率升高。但是反过来，白细胞升高并不一定是细菌感染引起的。如常见的痛风急性发作，其临床表现与关节感染非常类似，均有红、肿、热、痛等表现，也有白细胞升高。当鉴别诊断困难时，需采取关节穿刺、关节液检验和细菌培养等方法。

某些少见情况如白血病、应激以及应用某些药物（如糖皮质激素）的同时患者关节疼痛，虽然存在白细胞升高，但不能诊断为关节感染，需结合病史综合考虑。

另外，还有一些特殊的细菌，如布鲁氏杆菌、非结核分枝杆菌，感染后白细胞计数通常表现为正常或者偏低。

值得注意的是，当出现严重感染，如脓毒血症、全身多脏器感染,白细胞全系降低时说明病情极其危重,有生命危险。

当然,对于某些免疫功能低下人群或者体弱老年人,细菌感染后白细胞计数等不会出现明显升高,有时甚至出现白细胞总数下降。

因此对于诊断细菌感染来说,白细胞计数等是非常重要的指标。绝大多数情况下,细菌感染会表现为白细胞升高,但在特殊情况下,也可以出现白细胞下降,需要结合患者的病情综合分析判断。

 炎症和感染是一回事吗? 肩周炎、腱鞘炎、滑囊炎是细菌感染吗?

感染可以说是炎症的一种,而绝大部分骨科医生所说的炎症往往指的是无细菌的炎症,常由急性或慢性损伤、劳损引起,本质上和细菌无关。细菌所致炎症一般称为感染,通常会引起患者发热、局部化脓、严重红肿等症状。

肩周炎不是细菌感染,因其中有个"炎"字容易让人联想到是细菌感染。肩周炎其实是肩关节周围的关节囊、肌腱和韧带等组织的慢性无菌性炎症。与细菌感染所引起的炎症不同,患者没有体温升高,没有局部红、肿、热的表现,也没有外周血白细胞计数升高、中性粒细胞比率增高等征象。但它有慢性炎症所具有的局部组织充血、渗出增多及后期机化、黏连等病理过程。因此,治疗

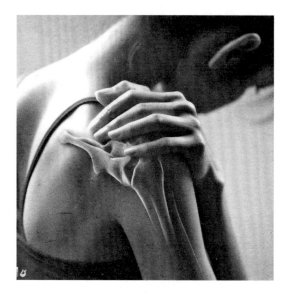

肩周炎

肩周炎不必使用抗生素。

　　腱鞘炎是肌腱与腱鞘反复摩擦、劳损后出现的一种损伤性炎症性疾病,并不是由细菌感染引起的。腱鞘炎早期以疼痛,特别是手指活动时疼痛为主要表现,如果未得到及时、正确的治疗,其炎症虽然会慢慢自行消退,但腱鞘入口部位却会出现挛缩狭窄,挤压在腱鞘中滑动的肌腱,造成肌腱局部膨大。狭窄腱鞘入口会阻碍膨大肌腱的滑动,造成手指伸直困难且疼痛。到晚期,肌腱的膨大略微缩小,可勉强通过狭窄腱鞘入口,手指可用力伸直,但会出现弹响。因此,腱鞘炎又可称为狭窄性腱鞘炎、弹响指、扳机指。

　　通常所说的滑囊炎并不是感染。在人体,凡是存在骨性凸起且与周围软组织摩擦的部位均有滑囊,其内含有略黏稠的液体,位于凸起骨组织表面,起到润滑、缓冲作用。滑囊长期反复受力摩擦,滑囊壁可出现损伤进而发生炎症,造成局部的疼痛、压痛。极少数情况下,细菌随血液进入滑囊并停留增殖,造成滑囊感染。此时局部疼痛较为剧烈,依滑囊位置深浅,可有轻重不等的红、肿、热、痛等感染征象。以上两种滑囊炎症很难鉴定,需有经验的医生结合病史和辅助检查明确诊断。

43 细菌为什么喜欢跑到松质骨里?

松质骨由大量骨小梁相互交织构成,骨小梁之间有相互连接的缝隙,呈海绵状充满血液。骨小梁虽然纤细,但其表面积却不小,因而众多骨小梁与血液接触的面积非常大。另外,由于骨小梁缝隙内的血液流速缓慢,血液中的细菌就非常容易粘附于骨小梁表面,并在松质骨里生存、繁殖。

44 抗生素怎么分类?

临床常用的抗生素包括:① β-内酰胺类,包括我们熟知的青霉素类、头孢菌素类等；② 氨基糖苷类，包括庆大霉素、链霉素等；③ 喹诺酮类，包括氧氟沙星等；④ 大环内酯类，包括阿奇霉素等；⑤ 多肽类，包括万古霉素等；⑥ 四环素类，包括金雷素等；⑦ 氯霉素类，如氯霉素滴眼液等；⑧ 磺胺类，如磺胺甲恶唑；⑨ 利福霉素类，如利福平等。

按来源可分类为：① 天然抗生素，如链霉素；② 半合成抗生素，如阿莫西林；③ 合成抗生素，如氧氟沙星等。

按作用机制可分类为：① 细菌细胞壁合成抑制剂；② 细菌蛋白质合成抑制剂；③ 细菌 DNA 合成抑制剂；④ 细菌代谢途径抑制剂。

45 骨髓炎需要切开引流吗？

骨髓炎表现为骨的感染和破坏，局部会有充血、脓液形成，以及髓腔内压力升高等情况。髓腔内压力升高不仅造成局部剧痛，更重要的是会迫使脓液进入血液，造成感染扩散，引起败血症、脓毒血症等，严重者可有生命危险。对病灶彻底清除、反复冲洗是目前最常用的治疗方法。因此当发生急性骨髓炎时，早期治疗包括足量、有效的全身抗生素治疗和支持疗法，以及及时局部切开减压、引流（包括骨髓腔钻孔或开窗减压引流）。

　　骨组织开窗可减小髓腔压力,更可将脓液引流至体外。这不但有利于缓解局部症状,还可对引流出的脓液进行细菌培养,明确病原体后有利于抗生素调整应用,同时开窗减压也可避免感染扩散全身的风险。

　　另外,慢性骨髓炎往往存在髓腔内死骨碎片。细菌粘附于死骨片上,由于血液无法到达死骨,因此再多的抗生素也无法杀死这些细菌,造成感染迁延不愈。因此,必须手术将骨髓腔打开,取出这些死骨,清理病灶,才能治愈慢性骨髓炎。

46 关节感染什么时候需要切开引流?

　　关节感染发生以下情况时要及时做关节切开引流术:① 经穿刺冲洗注药疗法数日,全身和局部状况未见改善或改善不显著;② 脓液黏稠或纤维蛋白沉积多,不能用穿刺冲洗疗法;③ 关节炎由邻近骨髓炎蔓延引起,骨髓炎需要一并处理者。

　　切开后尽量吸尽脓液,在直视下用大量生理盐水彻底冲洗,然后在关节内注入抗生素,术后将膝关节固定在功能位置,或者在关节的病灶部位放置两根直径 3 mm 的塑料管或硅胶管行闭合式连续冲洗吸引。

慢性骨髓炎怎么治疗?

慢性化脓性骨髓炎的治疗,一般采用手术、药物的综合疗法,即改善全身状况、控制感染与手术处理。由于重病长期卧床,尤其在血源性急性发作后,亟需改善全身状况。除用抗菌药物控制感染外,还应增进营养支持,必要时采取输血、手术引流及其他治疗。药物应用宜根据细菌培养及药敏试验,采用有效的抗生素,且全身、足量、全程应用。

慢性骨髓炎比急性骨髓炎难治疗吗?

根据发病时间,骨髓炎可分为急性骨髓炎和慢性骨髓炎,病程超过 10 周一般就诊断为慢性骨髓炎。慢性骨髓炎是急性化脓性骨髓炎的延续,往往全身症状大多消失,只有在局部引流不畅时,才有全身症状表现。一般症状限于局部,却顽固难治,甚至数年或十数年仍不能痊愈。

各种原因引起的慢性骨髓炎均有病程长、慢性炎症长期浸润的特点。除慢性窦道外,病灶周围大面积皮肤软组织瘢痕化及缺损,病灶内肌肉广泛纤维化,伴有骨不连、骨缺损及大段骨质硬化,术后易复发,临床处理极为棘手。

49 慢性骨髓炎肌瓣填塞的作用机制是什么?

除了对裸露的骨组织进行覆盖之外,肌瓣填塞还有改善血液供应、控制感染、促进愈合等作用。研究发现,慢性骨髓炎清创后,在有软组织缺损的部位覆盖带有血管的组织,可以使慢性骨髓炎复发率从 30％下降至 10％～15％。这是因为肌瓣有更多的血液供应,能增加抗生素释放、增强巨噬细胞活性、提高细菌清除率,并且提供更有效的免疫反应,在修复早期甚至能加速骨愈合。

50 骨搬运技术能运用于慢性骨髓炎治疗吗?

慢性骨髓炎治疗首要的是彻底清除感染组织,并结合抗生素的使用来控制感染,然后再进行骨搬运或骨移植,以修补节段性骨缺损。

骨搬运技术是利用"牵张成骨"的理论,先使用外固定器固定骨的每个节段，每天进行缓慢牵拉搬运。搬运的过程中，会不断有新骨形成，当搬运到骨的另一端时，骨缺损也就消失了。骨搬运技术是治疗大段骨缺损的有效方法，因此常被用于治疗慢性骨髓炎引发的节段性骨缺损。

51 骨、关节细菌感染不做手术可以吗？

细菌入侵关节腔可导致感染性关节炎。关节感染最常见的原因是败血症，除此之外，外伤、手术、关节附近的软组织感染，也是发病的重要原因。患者多为身体抵抗力较弱的儿童及老年人。在骨、关节感染早期且症状较轻时，可采取足量、有效抗生素进行全身应用，加以辅助支持治疗。当为重度感染、脓肿形成时或抗生素效果欠佳时，需要及时行手术，彻底清创治疗。

52 对于骨、关节感染首选哪种类型抗生素？

骨、关节感染时应全身使用足量、有效的抗生素。有条件时应尽量做关节积液的细菌培养与药敏试验，并根据结果选择最敏感的抗生素。当早期药敏试验结果未出时,可先选择广谱抗生素或进行经验性用药。

53 急性骨髓炎有哪些并发症?

急性骨髓炎的并发症主要有:

(1)全身并发症:主要是脓毒血症、败血症。由于细菌毒力比较强,患者体质比较差,治疗不及时、不彻底会引起脓毒血症,可使患者有生命危险,是一种比较严重的并发症。

(2)局部并发症:主要是骨破坏、病理性骨折。急性骨髓炎进展比较快,引起骨质吸收,会在患者不知不觉中引起骨皮质的破坏,可能发生骨折。在感染的基础上一旦发生骨折,治疗周期就更长,既增加患者痛苦,又增加其经济负担。

54 关节细菌感染有哪些后遗症?

关节细菌感染后,如处理不当或不及时,可能迁延不愈或转为慢性感染,延长病程,增加患者经济负担。炎性分泌物和脓液可侵蚀关节软骨,造成软骨死亡、剥脱,影响关节活动。感染时患者常因疼痛等原因将关节置于屈曲位,使关节囊松弛,以减轻张力。患者长期保持屈曲状态,必将发生关节屈曲挛缩,影响关节功能,进而影响生活质量。

55 骨科手术后出现骨、关节感染的原因是什么?

引起骨科术后感染的原因主要有以下几个方面:① 空气中细菌污染;② 手术器械污染;③ 皮肤消毒不严格;④ 手术局部皮肤存在隐匿细菌感染,如毛囊炎;⑤ 患者其他部位存在感染灶,如远处皮肤感染、尿路感染、牙龈炎等。

此外,患者术前存在的吸烟、营养状况不佳(如肥胖、营养不良等)、糖尿病、使用免疫抑制药物(如皮质类固醇、抗风湿药物等)、HIV 感染、肿瘤等情况,都是术后发生感染的危险因素。

56 尿路感染是否会增加关节置换手术后的感染风险?

关节置换手术后,人工关节感染在临床上目前仍无法完全避免,因为这取决于围术期的诸多因素。一旦患者发生人工关节感染,往往需要通过手术及长期使用抗生素才能达到有效的治疗。延长的病程,增加了患者的经济负担及痛苦。因此,鉴于感染后此类治疗的复杂性及困难程度,对于医生和患者来说,预防感染无疑比治疗显得更重要。

手术前的预防措施主要在于发现并治疗存在于患者体内的感染灶,因为如果体内存在感染病灶的话,手术后人工关节感染的发生率会大大升高。因此,术前检查如果发现尿液中含有细菌,同时伴有尿频、尿急、尿痛等尿路刺激症状时,手术必须延缓,应先予以治疗尿路感染,以避免术后出现人工关节感染的风险。

57 骨折内固定手术后出现伤口感染时一定要取出内固定物吗?

骨折内固定手术后的伤口感染,在早期且程度较轻时,可采取清创、加强局部换药、早期足量对症抗生素全身应用来治疗。但当疗效不佳或有可能出现骨组织感染时,应在清创的同时取出内固定物。此外,如伤口愈合后再出现皮肤窦道形成、钢板外露等感染迹象,为了控制感染,也必须取出内固定物。因为此时细菌可能附着于内固定物上,或者在内固定物表面形成生物膜,如果不及时取出内固定物就难以彻底根除感染。

此外,感染后取出的内固定物也无法再次使用。在这些内固定物表面可能已有细菌生物膜存在,即使消毒也无法去除生物膜和细菌。一旦环境合适,细菌会再次苏醒、增殖,引发感染。

58 脊柱感染,尤其是脊柱结核为什么能清创的同时放置内固定物?

部分患者的脊柱结核会造成椎体骨质破坏,脊柱稳定性丧失,或手术清除病灶后造成大的骨质缺损,此时需要植骨和内固定来重建脊柱稳定。

另外,脊柱部位的肌肉和血液供应丰富,抗生素能充分抵达感染部位。因此,在敏感、有效抗生素的保护下,脊柱部位在清创的同时可放置内固定物,而在四肢部位,同样处理则会带来感染加重的风险。

59 为什么骨科内植物手术很长时间后还会感染?

骨科内植物术后感染主要与细菌粘附、宿主免疫力下降和表面生物膜形成等因素有关。术后迟发性感染很少见,一般与患者高龄、免疫力差、抽烟、营养欠佳、糖尿病等因素有关。当机体抵抗力减弱或身体其他部位出现感染时,细菌随血液播散至手术部位,由于该部位有内植物存在,局部环境不利于细菌清除,从而引发感染。

 骨髓炎能采用负压治疗吗?

骨髓炎可以采用负压治疗。

骨髓炎是骨科的常见病,如处理不及时或处理不当,轻者转成慢性骨髓炎而长期不愈,严重者可造成全身感染甚至危及生命。负压治疗是将传统的点状引流变成全方位引流,使引流更高效,能有效促进创面、腔隙内的渗出液、液化坏死组织及时排出体外,隔绝创面与外部环境之间的交叉感染。由于减少了常规换药次数,患者频繁换药之苦也得以减轻。

 骨髓炎和内植物术后感染清创术后为什么还要持续冲洗?

骨髓炎和内植物术后感染清创术后仍可有细菌残留于组织

和内植物上，且这些细菌仍会持续分泌毒素、侵袭健康组织、促发炎症反应。持续冲洗可以及时将感染或坏死残余组织及渗出液排出体外，减少抗生素的应用，有助于控制感染。

冲洗时常用的是 0.9% 氯化钠溶液。因其具有等渗性、普适性和无干扰性等优点，适合大多数伤口的冲洗。其作用机制是利用液体的漂浮性及流动性，去除伤口表面的异物和部分细菌，但没有杀灭创面定植菌的作用。当伤口出现大量坏死组织、细菌严重定植或感染时，用 0.9% 氯化钠溶液冲洗不足以达到清洁效果，可选择性使用根据敏感菌配置的含万古霉素、庆大霉素等抗生素的特殊冲洗液体。

62 腱鞘炎是感染了吗？

腱鞘炎多由手指和腕部的过度活动及运动所导致，如织毛衣、打字、打麻将等。临床表现为局部的疼痛，手指弹响，甚至手指弯曲或伸直受限。病因是腱鞘和肌腱由于过度摩擦损伤出现的无菌性炎症。这种炎症和细菌、病毒等感染导致的炎症是不一样的，所以腱鞘炎不是感染。

63 为什么有的骨髓炎手术后或关节内感染要打石膏或用支具?

骨髓炎手术中,通常要对病变的骨组织进行清理、刮除甚至部分切除等操作,此时骨头是比较脆弱的,有二次骨折的风险。术后打石膏或用支具,既有利于炎症的控制、局部肿胀疼痛的减轻,同时也减少再骨折的风险。

关节内感染时,局部支具固定可以让关节得到休息,既可以减少炎症的扩散,还可以减轻炎症导致的疼痛,以及炎症因子对关节内软骨等重要结构的破坏,从而有利于感染的控制和关节功能的恢复。

第二篇
伤口愈合及感染

64 哪些部位的骨科手术一定要等到肿胀消退才能进行?

骨科手术往往需要适当消肿后进行,因为手术本就是一种创伤。手术时需要切开相应部位的皮肤、肌肉及筋膜,切断、结扎某些血管,因此手术部位组织的血液循环就会受到一定程度的影响。如肿胀未充分消退,过早手术可能造成创面因水肿而无法关闭、伤口愈合困难或局部皮肤缺血坏死,造成内植物外露、深部感染等并发症。特别是踝关节骨折、跟骨骨折、膝关节骨折,由于这些部位软组织覆盖较薄(所谓的"皮包骨"),对消肿的要求更高,通常需要等待一周甚至两周的时间,直到皮肤出现皱纹才可以进行手术。

65 为什么手术后伤口还会渗血?

手术必然会造成皮下血管损伤出血,主要原因如下:① 有些血管断裂后随伤口牵开而出现回缩,出血停止。但当伤口缝合后,回缩血管受到牵拉会再次出血。② 有时在缝合伤口时,针线有可能损伤皮下组织血管,引起缝线口渗血。③ 术后患者常因疼痛等原因血压升高,破裂血管处原本形成的凝血块被冲走而再次出血。如果患者术前长时间服用抗凝药物,出血会更明显。随着缝合及加压包扎,在伤口愈合过程中,开放的血管会慢慢关闭不再继续出血。

如果手术后伤口出现渗血过多或发现覆盖伤口的纱布湿透的情况,需要引起注意。综上所述,轻微渗血不用在意,如果伤口渗血较多,患者要及时就医,由医生做更加妥善的处置。

66 为什么骨科手术后大多数情况下要放置引流管?

术后引流的目的是预防切口血肿、降低切口并发症,尤其是切口深部感染。骨科手术后因关节周围肌肉、筋膜、脂肪及神经血管等软组织较多，手术创面较大，术中可能需行截骨、扩髓腔等操作，致使出血较多且持续，如果不能充分、有效地引流，血液易积聚于局部较大的潜在腔隙内，形成血肿后易发生细菌感染。同时，坏死物质及血肿吸收使术后产生吸收热，影响生命体征的变化。因此，骨科手术后多数情况下需要放置引流管以防止感染。

67 伤口老是长不住是什么原因？

许多伤口迟迟不愈合，医学上称为"伤口迁延不愈"，这样的伤口称为"难愈性创面"或者"慢性创面"，好发于皮下软组织较少部位。血液供应不足和（或）存在感染是伤口迁延不愈的主要原因。常见于吸烟、糖尿病血糖控制欠佳、营养状况差、肥胖、高龄等人群，需要及时对症处理。

68 怎样判定是手术后伤口感染？

判断伤口是否感染，首先看手术切口周围是否存在红肿热痛、波动感等局部体征，创面是否有异常分泌物或分泌物异常增多,其次要看是否存在发热等全身表现,最后看实验室检查,如血常规白细胞分类计数、CRP、降钙素原(PCT)、血沉(ESR)等指标。

69 什么是伤口浅层感染和深部感染?

伤口浅层感染指术后 30 天内发生、仅累及皮肤及皮下组织的感染,并具备以下情况之一者:① 切口浅层有浑浊分泌物;② 切口浅层分泌物培养出细菌;③ 伤口处疼痛或压痛、肿胀、皮温升高。浅层感染通常可通过换药引流、抗生素应用而治愈。

伤口深部感染指术后 30 天内发生(如有人工植入物,则术后 1 年内),累及切口深部筋膜及肌层的感染,并至少具备下列情况之一者:① 从切口深部引流出脓液;② 切口深部裂开,患者可有发热、局部疼痛或压痛;③ 影像学检查发现深部组织有脓肿形成。深部感染常需多次手术清创引流。

70 伤口不愈合对内植物有什么影响?

如果伤口创面长期不愈合,细菌可侵入深部组织引起感染,可导致深部切口裂开而内植物暴露。这时细菌可躲藏于内植物与骨的接触面之间，由于血液中的抗生素很难到达这个部位，细菌很难清理，导致感染迁延不愈，或反复。

71 手术部位皮肤有损伤能手术吗？

如果只是浅层的损伤，一般对手术没有大的影响，术中可以把损伤部位用无菌敷料覆盖。在做手术切口时，也可以适当避开损伤部位。如果损伤面积较大，渗出液较多，最好等损伤部位干燥、明显好转且无感染迹象后再行手术，避免把细菌带进深部组织，术后出现细菌感染。

72 开放性骨折能立即做骨折内固定手术吗？

目前没有定论开放性骨折后能否立即行内固定手术，主要取决于伤口深度、污染程度、患者全身状况、血管神经受累程度等。为将感染风险降到最低，保守的做法是将内固定手术延至伤口愈合后进行。2022 年，美国《骨与关节外科杂志》发布关于开放性

骨折的治疗指南更新,可供参考:

(1) 伤后>6小时清创,不一定增加术后感染率;

(2) 开放性骨折3小时内应及时使用抗生素;

(3) 开放性胫骨骨折推荐使用髓内钉治疗;

(4) 髓内钉的扩髓与非扩髓,目前尚无明确结论;

(5) ⅢA、ⅢB型严重污染的骨折伴严重骨缺损时,推荐外固定治疗;

(6) 开放性骨折宜早期闭合创面。

因此,开放性骨折并非完全不能即时行内固定手术,需要根据开放性骨折部位及病情严重程度综合评估。

73 什么是皮肤脱套伤?

皮肤脱套伤又称皮肤撕脱伤,是指自然外力或机械外力作用引起的皮下组织与肌肉筋膜组织的撕脱和分离,形成囊腔样改变(不完全撕脱或完全撕脱)或皮肤破裂撕脱。

皮肤撕脱伤分为闭合性、开放性两类。闭合性皮肤撕脱伤皮肤完整,皮下形成囊腔,充满血液,触之有波浪感。开放性皮肤撕脱伤表现为:① 环状撕脱伤,多见于小腿碾压伤;② 半环状撕脱伤,肢体皮肤呈半环状大面积裂开、撕裂,范围超过肢体周径的一半以上;③ S形撕脱伤,肢体皮肤呈S形或螺旋状裂开;④ 不规则撕脱。

大面积撕脱伤皮肤坏死可能性大,且常合并肌肉、肌腱、血管、神经、骨与关节深部组织及结构的损伤,是目前创伤外科疾病中最常见的复杂损伤之一,若处理不当,常可使创面感染、皮肤坏死,加重损伤程度,影响肢体功能恢复。

74 皮肤脱套伤怎么处理?

首先应对创面及脱套皮肤进行彻底清创,依创面污染严重程度和后续是否出现感染等因素决定,清创手术可达数次或10余次。

如果创面污染轻微,清创后可考虑一期缝合伤口;如果撕脱皮肤及皮下组织明显缺血,而创面无骨组织、肌腱、神经裸露时,可考虑皮肤游离移植术来关闭创面;但当有骨组织、肌腱、神经裸露,且撕脱皮肤血运不佳时,应考虑皮瓣移植术。

75 皮肤坏死了怎么办?

皮肤脱套伤或者开放性损伤致皮肤软组织缺损或血运较差,

在进行伤口清创缝合后出现坏死,则需要进行植皮手术(自体皮肤移植/同种异体皮肤移植/人工真皮移植/灭活异种皮肤移植),以及皮瓣手术来覆盖创面,治疗时间较长且风险较高。

76 什么是植皮术?

植皮术就是把一部分的皮肤从原有的一个部位(供区)取下来,移植到皮肤缺损的地方(受区)。植皮术主要用于体表烧伤/烫伤创面的修复,病变组织切除后的创面修复,或者外伤引起的皮肤脱套、皮肤坏死所致创面外露及其他外伤所致皮肤缺损等创面的修复。

77 植皮与皮瓣移植术的区别是什么?

植皮术就是在自身健康皮肤处(供区)取下一部分皮肤,用来直接覆盖皮肤缺损的区域(受区)。供区的皮肤需要在受区得到新的供血才能够成活。一般情况下,自体皮肤移植成功的概率很大,但也有植皮不成活的可能。此外,植皮术无须高超的显微技术,不需要使用显微镜做血管吻合。

皮瓣移植术是医生将在人体有穿支动脉处(背部、大腿中段外侧等处)所切取的具有穿支动脉和静脉提供血液供应的皮肤及其附着的皮下脂肪组织(带蒂皮瓣),移植到需要移植的创面。所取皮瓣的大小由受区创面大小决定。在手术医生转移皮瓣过程中,须将皮瓣的动、静脉(蒂部)与受区的动、静脉显微缝合,保证皮瓣的动脉血液供应及静脉血回流,有利于皮瓣的存活,等受区创面血管长入皮瓣,建立新的血运时,创面就能顺利地愈合。局部皮瓣或岛状皮瓣移植用的是受区附近所取的皮瓣,就近转移或带蒂移植则不需要显微镜下吻合血管。

78 什么时候应该选择皮瓣移植术?

以下情况应选择皮瓣移植术:

(1)修复有肌腱、骨、关节、大血管、神经干等组织裸露的新鲜或陈旧性创面。

(2)器官再造,如断指再造、乳房重建、变性生殖器官重建等。

(3)洞穿性缺损的修复,如面颊部洞穿性缺损,除制作衬里外,亦常需要具有丰富血运的皮瓣覆盖。

(4)局部血运和营养状态差的创面,如放射性溃疡、压疮等。

由于局部营养贫乏,伤口很难愈合,通过皮瓣输送血液,可以改善局部营养状态,因而这种皮瓣最好是局部轴型皮瓣或岛状皮瓣,且不需作皮瓣断蒂手术,这样不仅可以保持修复区的良好血液供应,并可望有较好的感觉恢复。

79 什么是伤口负压治疗?

伤口负压治疗是指伤口内留置负压引流装置(VSD 负压封闭引流护创材料或负压吸引壶等),使伤口处于一个密闭负压

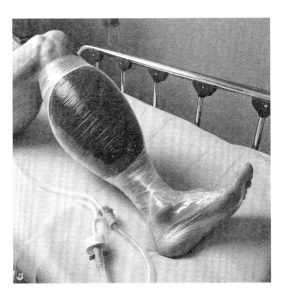

伤口负压治疗

状态。在这种状态下，由于负压的持续吸引，可以及时排出伤口内的坏死组织和一些创面积液，防止外部细菌感染伤口，有利于促进伤口肉芽组织生长，改善创面的局部微循环，加快伤口愈合速度。

80 伤口负压治疗的好处有哪些？

伤口负压治疗可以避免因多次换药所致的创面暴露、细菌感染等。另外，伤口负压治疗还有增加局部血流、消除局部水肿、减少创面渗出液的积聚、抑制创面细菌生长、促进细胞增生和肉芽组织生长、保持创面及创周组织的湿润环境、减轻创伤后免疫抑制等多个方面的作用。

总之，伤口负压治疗可以为手术修复创面创造条件，消除了现代创伤治疗中不利于创面愈合的诸多因素，是一种高效、简单、经济、促进创面愈合的纯物理疗法。伤口负压治疗较常规开放式换药，具有创面愈合快、感染率低、更换敷料次数少、抗菌药物使用少、降低医药费等优点。

81 伤口负压治疗的禁忌证有哪些？

（1）创面有裸露的血管、神经、脏器吻合口或器官；

（2）烧伤焦痂坏死组织；

（3）未经清创和抗感染治疗的骨髓炎；

（4）不明原因的瘘管；

（5）恶性肿瘤创面；

（6）创面有活动性出血；

（7）处于休克状态的大面积烧伤患者；

（8）怀疑或明确有厌氧菌感染的创面。

82 内固定物外露时能采用负压治疗吗？

骨折内固定术后伤口不愈合导致内固定物外露，伤口在排除厌氧菌感染的前提下是可以用负压辅助治疗的。伤口经清创、负压引流治疗，感染得到控制后，建议尽早移植皮瓣以覆盖内固定物外露的创面。

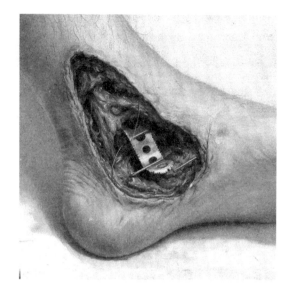

内固定物外露

83 什么是清创术?

　　清创术是利用外科手术方法,清除伤口内的异物或感染组织分泌物,切除坏死、失活、严重污染或感染的组织,从而降低伤口感染的概率或感染程度,为伤口愈合、感染控制创造良好条件。

84 为什么需要多次清创?

污染严重或感染的伤口常常需要多次清创。清创时应切除失去活力的组织(重要的血管、神经、肌腱、韧带除外),但是这种失去活力的组织是逐步出现的,其与正常组织的边界通常不明确,手术时医生凭肉眼很难确定,而且切除过多的组织对伤口愈合和肢体功能恢复不利。因此,权衡利弊,在切除和保留之间取得平衡是医生的首要考量。必要时多做几次清创手术,也不应一次切除过多。举一个不十分恰当的例子,当脚部严重感染流脓时,把脚切掉是最省事的,但肯定不会被医生和患者接受。

85 植皮手术前应做哪些准备?

植皮手术前应做好以下准备:

(1)全身准备:患者需纠正休克、脱水、贫血等情况后方能手术。

(2)创面(植皮区)的准备:① 外伤创面,一般外伤在 24 小时内,无严重污染的创面均可考虑植皮。首先应进行彻底清创,将局部清洗干净,再将创面挫伤较重的软组织切除,彻底清除异物,止血,再冲洗干净。如遇有肌腱或骨质外露时,应用邻近软组织覆盖后,再行植皮。② 肉芽创面,应鲜红、平整、分泌物少、无水肿,植皮才能生长较好。

86 慢性伤口为什么会缝合困难?

慢性伤口持续时间长,其创面往往较大而深,某些情况下还存在大面积皮肤及组织缺损。另外,由于创面时间长、肉芽组织老化、创面水肿、伤口边缘组织失去原有韧性,甚至瘢痕化,因此,常会出现缝合关闭伤口困难,需要植皮或行皮瓣移植。

87 伤口缝合困难怎么办?

伤口缝合困难,要区分是新鲜伤口还是陈旧性伤口。

新鲜伤口缝合困难如果是由于伤口肿胀,可先把缝线缝上,但不打结,用 VSD 材料覆盖创面,待肿胀消退,取下 VSD 材料后拉拢缝线打结。如果伤口缝合困难是由于皮肤缺损引起,可采用局部减张缝合，或植皮及局部皮瓣移植。

如果是陈旧性伤口，缝合困难主要是瘢痕导致。在感染得到控制、创面新鲜化后，可采用植皮或皮瓣移植覆盖创面。对于较小伤口，可尝试采用特殊的减张缝合。

88 骨科内植物手术前为什么一定要把血糖降下来？

糖尿病会降低机体抵抗细菌侵入的能力及免疫系统对细菌清除的能力。因此，糖尿病患者的整体抵抗力较正常健康人群偏低。体液中血糖水平的升高也有利于细菌的定植和繁殖。而创伤导致的应激反应会使糖尿病患者的血糖水平进一步升高且难以控制。骨科内植物为金属材料，本身并无抗菌能力，植入机体后周围软组织和内植物之间有血液充填，而糖尿病患者本身抵抗力低下，血液又是细菌的培养基，故而糖尿病患者更容易发生伤口感染。所以在内植物手术前一定要把血糖降下来，同时术中和术后也要维持好血糖水平。

骨科手术前应明确糖尿病类型、病程，患者目前的治疗方案下血糖是否达标及低血糖发作情况，有无并发症及其严重程度。骨科手术为精细手术，推荐血糖控制目标为 $6.1 \sim 7.8$ mmol/L。对重症糖尿病及低血糖高风险患者可制定个体化血糖控制目标。

89 糖尿病会影响伤口愈合吗？

糖尿病患者的伤口相比正常健康人群而言不易愈合。其影响愈合的因素主要包括营养状况异常、细菌滋生、末梢循环状况较差、神经功能受损、免疫力下降等。糖尿病患者长期血糖偏高，身体利用血糖的能力下降，而且会出现一系列并发症。因此，糖尿病会影响患者伤口愈合。

90 糖尿病足慢性溃疡能治好吗？

糖尿病足慢性溃疡是糖尿病非常严重的一种并发症。糖尿病患者如果血糖控制不佳，长期处在高血糖的状态，其血管、神经和软组织都会发生不可逆病变，容易出现糖尿病足且发生皮肤溃烂的现象。通常情况下，患者应在医生指导下进行高血糖和伤口规范化治疗，病足溃烂情况可能会慢慢好转，甚至治愈，只是伤口愈合所需时间很长。如果规范化治疗后创面继续扩大、感染加重，必要时可考虑截肢手术。

91 足部坏疽为什么要在小腿或大腿截肢?

长期患有糖尿病或血管闭塞性脉管炎,病情控制不力就会造成足部坏疽。在肌肉组织少或者静脉回流通畅的部位形成干性坏疽,如足趾等部位。在肌肉组织多或者静脉回流不通畅的部位形成湿性坏疽,如小腿和大腿。湿性坏疽时软组织分解形成的毒素及感染的细菌可向全身扩散,危及生命。

无论干性或湿性坏疽均需要进行截肢治疗。由于糖尿病或脉管炎患者远端肢体血管病变相对近端更严重,因此截肢部位应选在血管状况及肌肉血液供应相对较好的肢体近端平面。

92 为什么第一次截肢后伤口不愈合还要再次截肢?

第一次截肢后伤口不愈合与截肢平面的软组织、血管与神经状况不佳有关。这种情况很容易导致细菌感染,通过血液循环,引起全身败血症或脓毒血症。同时,坏死组织通过细菌分解产生的毒素被机体吸收,使患者肝、肾等器官受损,危及患者生命。因此,必要时需要采取再次截肢的方式,以避免组织坏死的毒素吸收或感染扩散危及患者的生命。

93 为什么骨科手术后还要继续控制血糖?

糖尿病患者遭遇创伤或者手术后,由于机体的应激反应,血糖会进一步升高,故而需要不断调整降糖药物及其剂量。糖尿病患者的整体抵抗力本就较正常健康人群偏低,体液中血糖水平的进一步升高更有利于细菌的繁殖,术后发生感染的概率会大大上升,所以骨科术后仍需要加强血糖控制。

94 什么叫污染伤口? 如何处理?

污染伤口是指伤口内含有该部位正常组织不应有的物质,通常是外界或空腔脏器内的污染物,如碎石、泥土等外部环境物质或粪便、尿液等空腔脏器内容物。由于这些物质含有大量细菌,应立即清创清除,如不及时处理,可引起伤口感染。

95 什么是碾压伤？

碾压伤通常由机动车轮胎滚动，碾压人体形成。车体重量压迫、挤压人体，导致人体组织（特别是实质性的脏器）破裂和骨折。车轮的滚动不但可造成皮肤、皮下组织、肌肉等的严重挫伤，更可造成这些组织分层剥脱、断裂及血管神经挫伤或断裂，受损组织缺血坏死。有时可无肉眼可见的伤口或流血，容易漏诊。碾压伤应给予足够的重视。

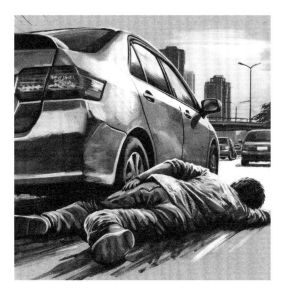

碾压伤

96 为什么有的新鲜伤口清创术后不能缝合?

新鲜的锐器切割伤口一般一期就能进行伤口清创缝合,但某些伤口因污染、感染情况不明确,仓促关闭不但不利于观察深部情况变化,而且可造成更大伤害,这时应单纯进行清创手术而不进行伤口缝合,如伤口污染严重或受伤时天气炎热、受伤距就诊时间过长(8~12小时以上),以及伤口为动物咬伤、火器伤等。

97 肛周大范围撕裂伤为什么要外科医生做结肠造瘘?

肛门上端连接直肠,直肠是存储和排泄粪便的通道,直肠的上端是结肠。肛周有较大范围撕裂伤时,大便如果直接排出会污染伤口,导致感染难以控制,所以对于肛周大面积撕裂伤的患者,须先行乙状结肠造瘘,待肛门部位伤口愈合,水肿和炎症控制好了后,再行造瘘回纳手术。

98 鱼刺扎伤手指后为什么长时间肿痛?

鱼刺扎伤手指后,鱼刺上面携带的细菌或者异性蛋白会进入手指内,引起刺伤部位软组织的急性炎症反应,软组织充血肿胀明显。另外,手指神经末梢非常丰富,对疼痛刺激相当敏感,所以疼痛感比较强烈。因此,鱼刺扎伤后如果早期没有得到正确处理,一旦出现手指感染,或急性炎症转为慢性,手指的肿胀和疼痛将持续相当长的一段时间。

99 怎么知道伤口有无异物?

首先可通过观察残留物品的完整性来推测伤口内是否有异物存在。对于金属类物品,因金属对射线的阻挡效应,可通过拍摄 X 线片来判断。对于竹签、普通玻璃、塑料及泥沙类等透射线异物,伤口表浅的通常在直视下可以看到;伤口较深时,需要医生在处理伤口时进一步明确。

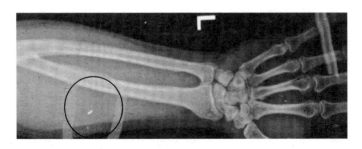

组织内异物

100 为什么有时候异物取不干净？

由于异物进入人体组织的情况非常复杂，如异物的速度、角度、大小、厚度、数量等，以及急诊条件限制、人体组织的复杂性和脆弱性、医生经验的局限等各种因素，急诊手术取异物有时会非常困难且耗费时间。考虑到长时间手术对患者身体及伤口不利，有时候异物可等到后期再次手术时取出。

通常大的、整块的异物相对容易取干净。但是对于一些细小、数量众多的异物（如大量的金属碎屑或细沙），其往往在伤口内比较分散，且与组织黏连，无法完全取出。有部分异物可能紧邻重要血管及神经，但对这些重要结构并无紧迫的影响，在条件不完备的情况下仓促取这类异物可能损伤这些重要结构，那就得不偿失了。

101 异物残留会有什么后果?

如果伤口愈合良好,异物也没有压迫重要血管、神经等结构,对肢体活动和脏器功能没有明显影响,这样的异物残留不会导致明显不良后果。但部分残留异物可能会导致伤口持续出血、感染、不愈合。某些金属在体内环境下可发生腐蚀,引起炎性和排异反应,邻近皮肤反复破溃、渗液。严重时可刺激、损害血管、神经、脏器等重要组织,出现相应的功能障碍。

102 异物一定要取出吗?

体内异物能取的尽量取,特别是大块且已经对人体重要组织结构造成伤害的,以及污染严重、有毒、易腐蚀、预计会对伤口或人体造成损害的异物。对那些较难取出且对伤口愈合、肢体、脏器功能没有明显影响的异物,可以暂时不取出,密切观察即可。

103 手指末节感染为什么疼痛剧烈?

手指末节的两侧及指腹侧有非常丰富的感觉神经分布,手指末节掌面的皮下组织致密,该部位的感染常导致局部肿胀,软组织张力急剧增高,刺激神经出现针刺样、搏动样剧烈疼痛。手指末节背侧的炎症感染可能会导致甲沟炎、甲周炎等,局部张力增高,也可出现剧烈疼痛。

因此,手指末节一旦感染常有剧烈疼痛,这与组织结构致密易形成高组织压力、末梢神经丰富有关。

104 手指末节感染为什么要早期切开减压?

手指末节由于其局部软组织结构致密,一旦感染,引起的组织充血水肿会在组织内产生较高压力,压迫微小血管,造成组织缺血坏死。另外,手指末节的神经末梢非常丰富,感染后疼痛感剧烈。因此,感染后初步保守治疗效果不显时,宜及早在末节两侧切开并贯通,彻底减压,解除微小血管压迫可明显减轻疼痛。这种类型的切开减压还能起到对感染渗出液的引流作用,避免因感染扩散而引起化脓性指头炎、骨髓炎等。

105 甲沟炎是感染吗?

甲沟炎是皮肤沿指(趾)甲两侧形成的甲沟及其周围组织的感染性炎症。常有甲周微小创伤或嵌甲等病史,因正常皮肤屏障被破坏,致病微生物感染所导致,其中以细菌感染最为常见,所以甲沟炎是感染。

106 甲沟炎一定要拔掉指(趾)甲吗?

因甲沟炎病情严重程度不同,治疗方式亦各有差异。感染轻微的患者可进行局部消毒清理、口服抗生素治疗。部分感染较重、甲周脓肿形成的患者除抗生素治疗外,可通过指(趾)甲部分侧切引流达到治疗目的。只有在甲周感染已扩散至甲床,形成甲下脓肿时,才需拔除指(趾)甲。因为这种情况下,一般的软组织切开无法起到有效的引流作用,只有拔除指(趾)甲才能充分引流甲床部位的脓肿。

107 如何预防甲沟炎?

甲沟炎容易反复发生,与一些不良生活习惯有关。比如用力撕扯甲周皮肤"肉刺"、啃咬指甲等,造成皮肤破损;鞋、袜过紧将甲周皮肤压迫于趾甲边缘摩擦;修剪指(趾)甲过短并在两侧边缘留有尖角等。因此,避免甲沟炎应纠正这些不良习惯,保持良好的个人卫生,随时保持手足清洁,勤于更换鞋袜,保持鞋袜干燥。一旦有皮肤破损,及时消毒,注意保护,避免进一步损伤而发生感染。

108 早期甲沟炎可以用消毒液浸泡吗?

在甲沟炎早期,皮肤通常没有明显的破口,炎症比较局限、轻微,只有些许的疼痛和红肿。此时,可用对软组织毒性弱、刺激性小的医用消毒液,如碘伏等,浸泡患指(趾),通过有限的浸润、渗透,杀灭细菌。这种方法在感染早期可以尝试使用,但感染已有一段时日、局部已有脓肿形成者,效果并不明显,需及时就医。

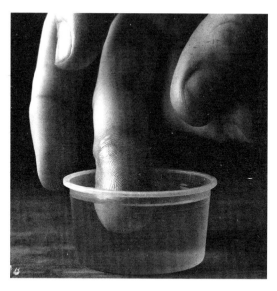

手指甲沟炎用消毒液浸泡

109 压疮是怎么回事？

压疮多见于年老体弱、长期卧床者，其发生与局部和全身因素有关，如营养状况、所患疾病、神经功能、血管弹性等综合作用所引起的皮肤及软组织变性、坏死，但局部长时间受压是压疮发生的主要原因。长期受压造成局部血流不畅，组织缺血、缺氧，最后皮肤及皮下组织坏死、感染。其好发于骨骼突出的部位，如骶尾部、臀部外侧、足跟等部位。勤翻身可有效避免压疮的发生。

110 压疮是怎么造成的?

因骨折、昏迷、瘫痪等原因长期卧床,无法主动翻身,导致体位长时间不能改变,骨骼突起部位受压,引起局部血运、神经功能障碍,加上没能及时清理的汗液、大小便等对皮肤的刺激,皮肤开始红肿、破溃、糜烂,皮下软组织变性、活力降低,严重者可出现皮肤及软组织坏死。清醒患者在压疮初起时可感觉局部持续性疼痛且逐步加剧。如未及时解除压迫,随着时间推移,疼痛减弱、消失,这意味着神经功能受损。

压疮偶见于采用石膏固定的骨折患者,多为石膏固化前局部受压、凹陷,或者因关节活动,石膏发生皱褶。石膏固定患者一旦感觉局部软组织持续性疼痛且逐步加剧,即应及时就医,打开石膏。

压疮是由组织长时间受压引起,因此定时改变体位、翻身,使用空气床垫或局部气垫可有效预防压疮发生。一旦压疮发生,应立即解除压迫并避免再次受压。对于早期轻微的压疮,可不做特别处理,待组织自行修复;也可外用无刺激的具有促进血液循环改善的中药。如压疮严重,皮肤破溃、软组织感染,应保证患者摄入足够的营养物质,在使用抗生素抗感染的同时,可行手术清创,创面持续负压引流。待创面干净、肉芽组织生长良好时再行皮瓣移植术,以修复创面。

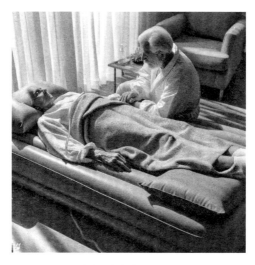

长期卧床高龄患者

111 老年人和糖尿病患者为什么容易发生压疮?

老年人体质虚弱,血管状况不佳,神经功能减弱,肌肉力量减弱,软组织活性差,又常合并营养不良和低蛋白血症等。一旦因病卧床,自行翻身能力差,局部疼痛感不明显,易使局部皮肤、软组织长时间受压而发生压疮。

糖尿病患者的周围血管、末梢神经病变非常多见。痛觉消失常使得患者无法感受到局部受压情况而未能及时采取解压措施。周围血管病变使组织处于营养不良、自身修复能力降低的状况,受压后较正常组织更易出现变性坏死。

第三篇
周围神经卡压性损伤

112 周围神经卡压是怎么回事?

神经从脊髓发出后穿行于肌肉间隙、骨组织表面、骨韧带隧道,沿途发出分支,支配肌肉和皮肤感觉。途中有些部位原本就比较狭窄,再由于一些外部压力或局部病理因素,使得空间更为狭小,导致神经受压而出现远侧的该神经支配区域的运动、感觉障碍。

外部压力造成神经损害的最常见部位为腓总神经绕行腓骨颈部位及桡神经深支绕行桡骨近端的部位。在膝关节后下方,胫神经穿行于腓肠肌和比目鱼肌之间,当腓肠肌边缘纤维由于运动过度等原因发生纤维化挛缩时,也将卡压胫神经。

临床最多见的神经卡压大多发生于骨与韧带或纤维束组成的隧道部位,如腕管、肘管、踝管等部位。骨质增生、韧带或纤维束增厚、伴行组织增粗或肿瘤是造成神经受压的常见原因。

113 什么是腕管综合征?

腕管综合征又称鼠标手,是指正中神经在腕管内受到卡压导致的一系列症状。该病多见于中老年患者,主要表现为腕部疼痛,拇指、食指、中指及无名指靠近中指一侧感觉麻木、减退;且由于拇指对掌功能受损,患者用手指捡拾细小物体困难。这类患者常有长期、频繁的腕部用力情况(如流水线工人、厨工、长期使用电脑的人等),女性发病率明显高于男性。

114 肘关节尺神经卡压和尺神经炎是一回事吗?

肘关节尺神经炎是指尺神经的非特异性炎症,病理改变为尺神经纤维脱髓鞘及炎症细胞浸润,严重者可出现轴索变性。肘关节尺神经卡压是指尺神经在肘关节内侧尺神经沟内由于骨质增生或纤维束挛缩、肘关节反复屈伸、牵拉尺神经造成的损害,其病理表现类似于尺神经炎。

患者均可出现小指、无名指靠近小指一侧的麻木、感觉减退,手指抓握无力,手掌变薄,特别是小指侧。

115 神经卡压了一定要手术吗?

神经卡压患者根据病情严重程度不同而治疗手段各异。对于症状较轻的患者,可以通过制动、局部支具固定、热敷、口服消炎镇痛药及神经营养类药物等方法得到缓解。只有对保守治疗无效的患者才考虑手术治疗。

从病因上看,如果单纯是由于用力过度造成紧邻神经的肌腱损伤、水肿造成神经受压,保守治疗有效。其他如骨质增生,韧带、纤维束挛缩增厚,以及肿瘤等原因造成神经卡压,早期可尝试保守治疗,从临床经验来看最后均需手术解除压迫。

116 医生说神经卡压后肌肉萎缩很难恢复?

神经卡压患者首先出现的症状为神经支配区域的感觉障碍,病程持续发展会合并运动障碍及肌肉萎缩。一旦出现肌肉萎缩,说明神经卡压时间较长、卡压严重,往往需要行手术来解除神经的压迫。手术后通常先恢复感觉,肌肉萎缩恢复与否取决于神经肌肉之间的信号传递结构是否正常。一旦信号传递结构发生变性,肌肉无法接收神经刺激,肌肉萎缩恢复就非常困难。

117 手指麻木有哪些原因，是不是神经卡压了？

导致手指麻木的原因有很多，周围神经卡压只是其中的一种。理论上来讲，只要传递手指感觉的神经，即从末梢到大脑的整个神经传导通路上的某一个点发生异常，均可引起手指麻木。其他常见的病因还有颈椎病、糖尿病周围神经病变、周围神经炎、周围血管疾病等，所以不能认为手指麻木就是神经卡压。

临床上常见到一些查不出明确病因的手指麻木患者，表现为症状较轻、时发时好。此时可考虑持续观察，具体治疗视病情发展而定。

118 糖尿病周围神经炎是神经卡压吗？

不是。糖尿病周围神经炎是因长期严重的高血糖导致的微血管病变、代谢紊乱、氧化应激损伤等多种因素所致多根神经的末梢病变。患者可表现为鞋、袜样区域的感觉异常，包括疼痛、灼热感、触觉减退等，一般运动神经影响较小。

而神经卡压是神经干部的受压，包括感觉和运动神经纤维。虽也有感觉异常，但出现的区域完全与其支配区域吻合，同时支配区域的肌肉收缩活动也受影响。

119 肌电图对诊断神经卡压有帮助吗?

肌电图就是记录神经、肌肉电活动的检查,临床上使用特殊的电极,记录观察肌肉和神经主动或诱发产生的电信号,有助于神经疾病的定性和定位。神经卡压后其信号传递速度及信号波形、强度均发生改变,因而肌电图检查可帮助临床医生做出诊断,并确定损害发生部位。

120 神经卡压手术后为什么感觉恢复要快于肌肉萎缩?

神经卡压手术后,神经的压迫得以解除,由于神经的连续性仍保持良好,往往术后早期患者即有感觉的恢复。而肌肉萎缩的恢复取决于神经肌肉信号传递结构(终板)的情况。如果终板尚存,那么术后通过肌肉收缩锻炼,肌肉萎缩可逐渐恢复,这一般需要数月至数年的时间。如果因为神经卡压时间过久,大部分终板已变性消失,尽管神经信号传递功能恢复,但肌肉依然接收不到电信号,肌肉萎缩将无法恢复。因此一旦明确诊断神经卡压,保守治疗无效时应及早手术。